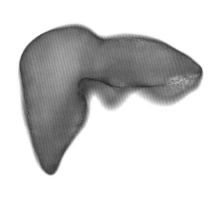

肝脏外科动态手术教程

〔日〕大河内 信弘等著

郑允文　李遇梅　主译

U0255639

中国协和医科大学出版社

图书在版编目（CIP）数据

肝脏外科动态手术教程 /（日）大河内 信弘等著；郑允文，李遇梅译. —北京：中国协和医科大学出版社，2020.7

ISBN 978-7-5679-1448-3

Ⅰ.①肝…　Ⅱ.①大…②郑…③李…　Ⅲ.①肝疾病—外科手术—教材　Ⅳ.①R657.3

中国版本图书馆CIP数据核字（2020）第096997号

肝脏外科动态手术教程

著　　者：［日］大河内 信弘等
主　　译：郑允文　李遇梅
责任编辑：戴小欢

出版发行　中国协和医科大学出版社
（北京市东城区东单三条9号　邮编100730　电话010-65260431）

网　　址：www.pumcp.com
经　　销：新华书店总店北京发行所
印　　刷：中煤（北京）印务有限公司

开　　本：787×1092　　1/16
印　　张：4
字　　数：90千字
版　　次：2020年7月第1版
印　　次：2020年7月第1次印刷
定　　价：58.00元

ISBN 978-7-5679-1448-3

（凡购本书，如有缺页、倒页、脱页及其他质量问题，由本社发行部调换）

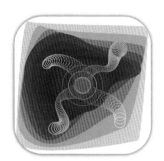

肝脏手术教程

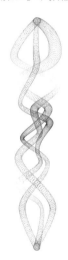

扫描二维码，下载观看教程

著者

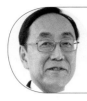

大河内 信弘

日本筑波大学消化器外科　脏器移植外科　教授

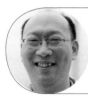

大城 幸雄

日本筑波大学消化器外科　脏器移植外科　讲师

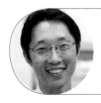

福永 洁

日本国立霞浦医疗中心　消化器外科　部长

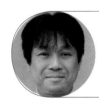

仓田 昌直

日本筑波大学消化器外科　脏器移植外科　教授

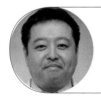

高野 惠辅

日本筑波大学消化器外科　脏器移植外科　讲师

主译

郑允文
江苏大学再生医学研究院 / 江苏大学附属医院
日本筑波大学医学医疗系
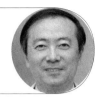

李遇梅
江苏大学再生医学研究院
江苏大学附属医院
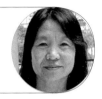

译者

许辉
江苏大学再生医学研究院
江苏大学附属医院
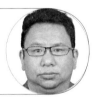

杨玙
日本筑波大学医学医疗系
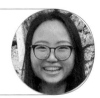

梁宸
日本筑波大学医学医疗系
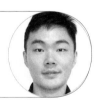

设计

金在橿
日本筑波大学医学医疗系
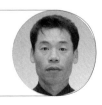

日文版（中译文）序言

自现代医学诞生以来，外科教科书一直在出版发行供医学人员使用。但纸质外科教材的二维局限性使其无法充分展示各种生理系统，如肝脏的三维生理结构等。临床外科医生不仅需要通过教科书来学习如何实施外科手术，更需要研究实际手术过程。从前的教科书虽然包括了图片、影像和文字等内容，但都无法充分展现每台手术的实际过程。因此，我们策划出版了被誉为"下一代外科教科书"的动态手术教程。本教材应用实际成像技术的最新进展，使用计算机断层扫描（CT）构建虚拟肝脏数据，可准确显示肝脏的实体结构及纯粹的血管形状。得益于现今平板电脑技术的进步，对于教材的学习，我们只需通过手指简单触摸图像就可以感觉其瞬时的动态变化过程。我们确信，读者在学习的过程中，可体验到仿佛置身于一台真实的肝切除手术现场，实时观察肝脏表面逐层解剖过程并可深入到血管暴露时的手术过程。教材可准确展现出一台实际手术切割面上的相应位置参数，包括时间、深度、肝门角度和肝静脉，即使是初学者也很容易从视觉上理解每根血管的颜色。同时，显示在模拟器上的手术过程图像也包含相应的时间参数，可以帮助读者加深对动态图像的理解。我们现在处于一个完全不同于用纸质教科书学习外科技术的时代，我们可以通过观看有技巧也有陷阱的实际手术视频，促成一个更接近于现实的理解和学习过程。我们期待可以通过新一代动态手术演示教科书来培养未来的外科医生。

日本筑波大学消化器外科　脏器移植外科

大河内 信弘

2019 年 3 月 31 日

中文版 序言

值此大河内信弘博士从事肝胆手术与器官移植 40 周年之际，翻译出版这部作品，实乃一桩幸事。著作集合了大河内先生及其团队成员数十年外科手术经验之大成，是最新技术手段的成果之总结，同时向中国医学界读者推介了其精湛肝脏手术之艺术，实乃造福患者、利国利民之善举。大河内博士毕业于日本东北大学医学部，曾留学美国匹兹堡大学，近年受聘于江苏大学附属医院任客座教授，是国家外专局高端外国专家，入选江苏"外专百人计划"。日本筑波大学附属医院消化外科是日本最顶尖的综合性消化器官移植与手术基地之一，具极强的外科实力。大河内博士从事肝胆手术与器官移植 40 年，他的分段与亚分段肝切除及尾叶肝切除手术技术精准独到，炉火纯青。通常，日本肝脏手术的平均死亡率为 4%，世界则为 10% 以上。但在大河内博士的率领打造下，筑波大学消化外科最近 100 例肝脏手术的死亡率为 0，输血率为 12%，住院日数为 12 日，肝硬化合并肝细胞癌的术后 5 年生存率达 60%，创世界之佳绩。译者与著者长期共事，为此译本出台频繁接触，积极讨论；译文辞藻，字斟句酌，推敲有三；精磨细炼，技德共图，造福民众；铭师谢恩，福寿永远！

江苏大学再生医学研究院　江苏大学附属医院

日本筑波大学医学医疗系　消化器外科

郑允文

2020 年 1 月 1 日

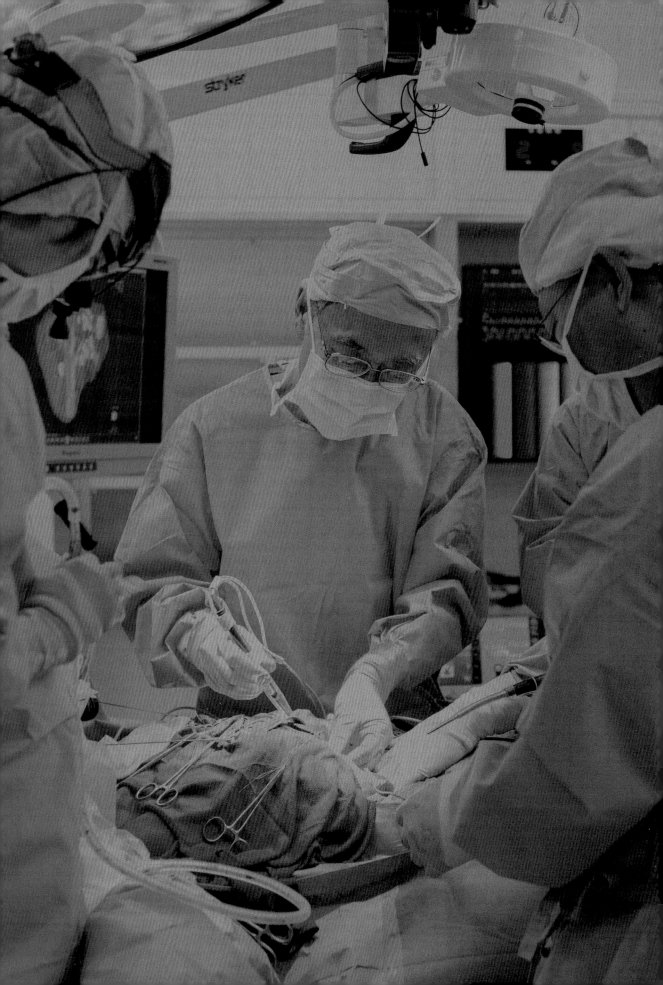

目　　录

 电子版 3D 互动模型　　　　　　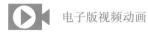 电子版视频动画

Liversim®：筑波大学医学医疗系消化外科研究室联手工程、艺术及产业领域的技术力量，共同开发的实时手术模拟系统软件。

Liversim® 手术模拟再现动画：使用「Liversim®」进行手术模拟再现而录制的视频动画。

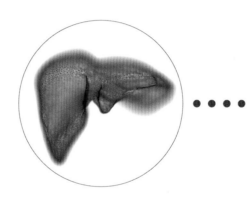

第一章　　肝脏解剖学

1. 肝脏解剖

一位健康成人的肝脏重量为1.0～1.5kg，约占体重的1/50。肝脏血液来自肝动脉及门静脉两个系统，经肝窦后自肝静脉出肝并进入下腔静脉。肝动脉系统由肝固有动脉的两个分支——左肝动脉和右肝动脉构成，分别汇入肝脏。肝固有动脉是由自腹主动脉发出的腹腔干的分支——肝总动脉延续而来。同时，肝脏通过肝总管及其延续的胆总管，开口于十二指肠乳头，从而同消化道相连接。在此途中，胆总管先同从胰腺而来的胰管相汇合。

1.1 肝分段

1.1.1 解剖学分段

解剖学意义上，肝脏可以被分为四大区域：右叶、左叶、方叶以及尾状叶。肝脏的构造为肝脏各个区域的诊断提供了线索。肝门是一条位于左内叶与尾状叶之间的缺口，它形成了门静脉、肝动脉以及胆管的出入口。肝圆韧带裂内有肝圆韧带（胎儿期为脐静脉）通过，同时形成了左外叶和左内叶的边界。静脉韧带裂是静脉导管〔阿朗希乌斯（Arantius）管〕在胎儿出生前通过的裂隙，是尾状叶和左外叶之间的分界。

1.1.2 Couinaud（奎诺）分段法

奎诺将肝脏分为8个段，并将它们分别命名为S1至S8（图1-1）。

S1，尾状叶；S2，左外叶上段；S3，左外叶下段；S4，左内叶；S5，右前叶下段；S6，右后叶下段；S7，右后叶上段；S8，右前叶上段。

肝内血管的基本走向为：门静脉贯穿各肝段中心，肝静脉则沿各肝段边界走行。肝动脉、胆管与门静脉并行，一直持续到肝小叶水平。肝静脉由左、中、右3个基本属支组成。肝左静脉的主干穿过左外叶（S2、S3）的中心，并且形成了左外叶上段（S2）和下段（S3）之间的界线。肝中静脉的主干形成了左内叶（S4）和右前叶（S5、S8）之间的界线。这与雷克斯-坎特里（Rex-Cantlie）线分布几乎相同。肝右静脉的主干穿过肝右叶中心并且形成了位于的右前叶（S5、S8）和右后叶（S6、S7）之间的界线。门静脉分为左支（左主干）和右支（右主干），左支先经过肝圆韧带在S2段形成分支，之后延伸至腹面后再次分支并分别进入S3与S4，这部分因为与脐静脉交叉而称为U点。右支分为前支和后支，前支再分支分别进入在S8和S5，后支再分支分别进入S7和S6。门静脉、肝动脉和肝静脉可以可以按其支配的段以Px、Ax、Vx表示，如进过右后叶上段中心（S7）的门静脉被称为P7，进入左内叶上段（S4a）的肝动脉被称为A4a。

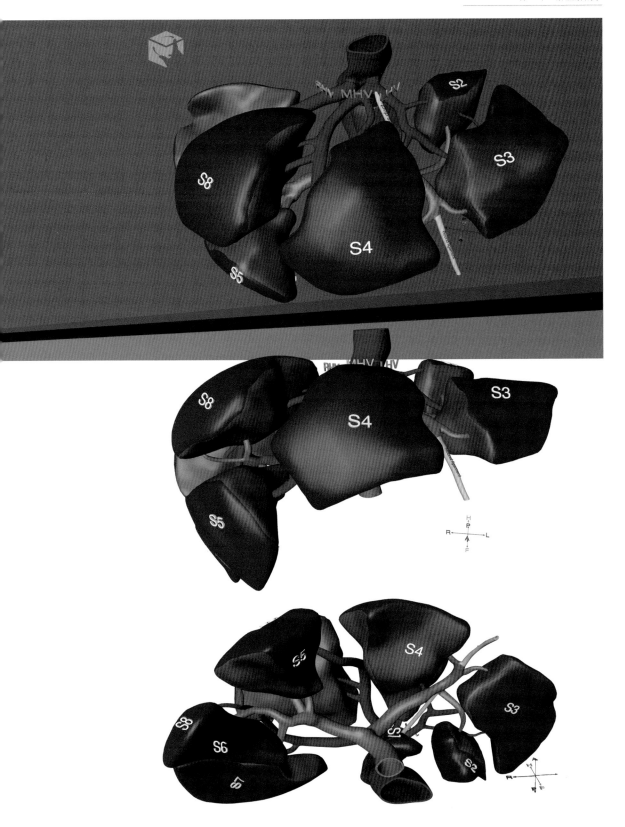

图 1-1 Couinaud（奎诺）分段法

1.2 肝周韧带

肝脏在肋骨与膈肌形成的穹隆部由肝周韧带（镰状韧带、冠状韧带以及左右三角形韧带）固定。覆盖在肝脏上的腹膜脏层在头侧形成了肝脏的冠状韧带，并与膈肌一起附着于上层肌腹壁。在前侧，腹膜形成了肝脏的镰状韧带，并附着于肝圆韧带上（图 1-2）。

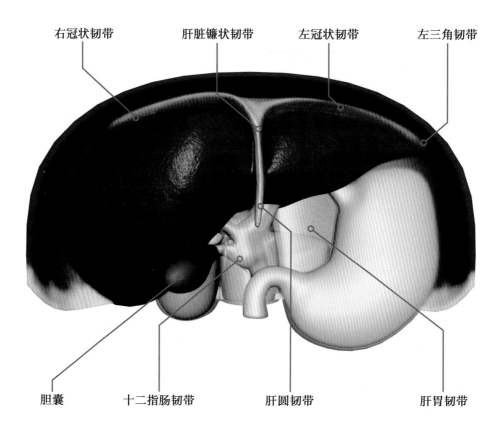

图 1-2　肝周韧带

1.3 肝门

肝门是肝动脉、门静脉及胆管聚丛交汇的肝脏出入口。入肝的肝动脉和门静脉与出肝的左右肝管汇集，其周边还有淋巴管和神经存在。门静脉靠近肝脏脏面中央，具体位于左内叶（S4）和尾状叶（S1）之间的凹陷（图 1-3）。

肝动脉、门静脉、胆管的分支形式各不相同并存在多种排列组合方式，但除最常见的伴行方式以外，均可被视为变异或伴行异常，必须在手术前充分掌握。

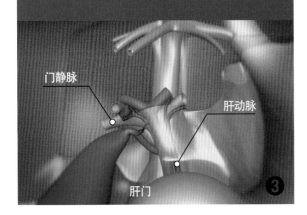

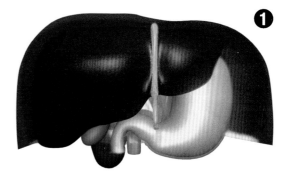

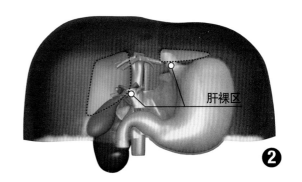

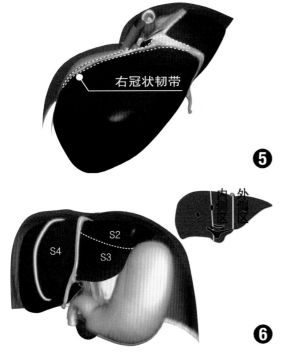

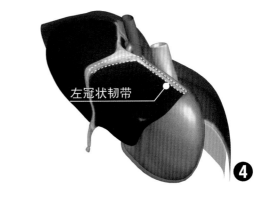

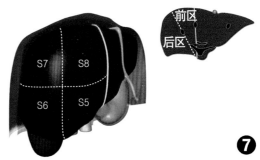

图 1-3　肝脏解剖示意图

2. 肝脏组织结构

以三维计算机图形显示经典的肝小叶、肝区及其基本组织构造（图 1-4），并以此结构为基础，详细图解脂肪肝及肝纤维化的病理变化（图 1-5、图 1-6）。

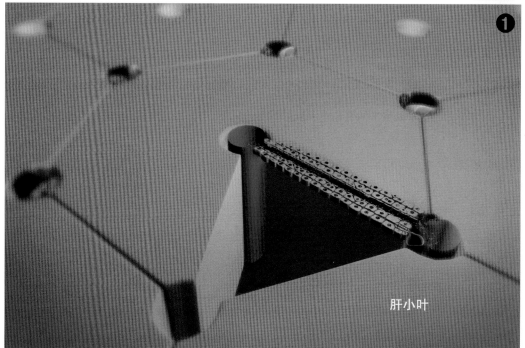

肝小叶

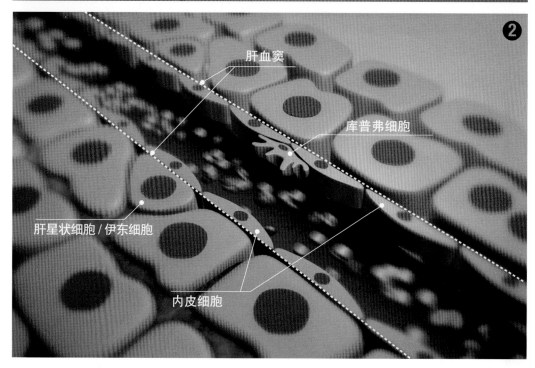

肝血窦

库普弗细胞

肝星状细胞 / 伊东细胞

内皮细胞

图 1-4　肝小叶、肝区及基本组织构造

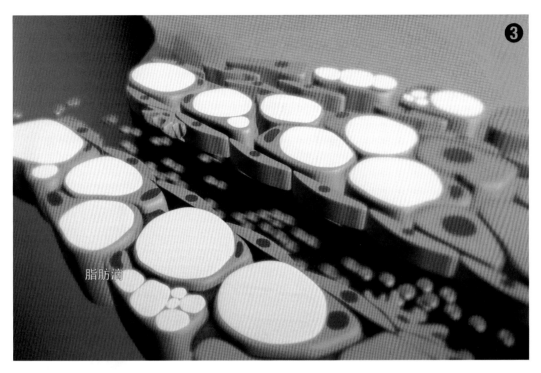

图 1-5　脂肪肝的病变

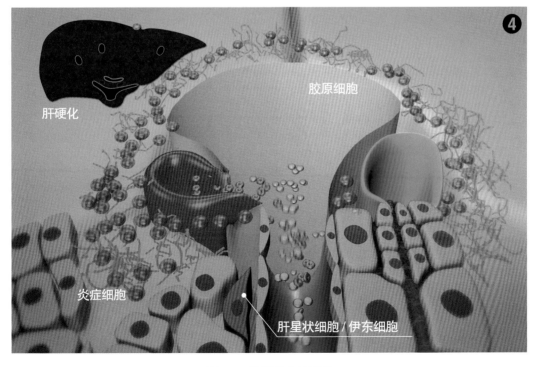

图 1-6　肝纤维化的病变

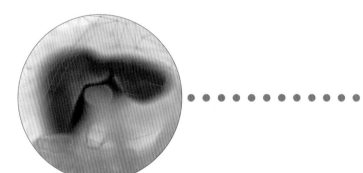

第二章　肝脏手术

1. 开腹法

1.1 上腹部正中切口

自剑突下端约 4cm 至脐，用手术刀正中切开，深至真皮层。通常仅在真皮和皮下脂肪层内的血管可以被视认以及有出血痕迹时，以尖头血管镊夹持出血部位，用电刀烧灼止血，一般不需要结扎。在沿腹白线切开时必须注意，不要进入腹直肌肌层。

自剑突正上方纵切正中部组织，暴露剑突骨实质前表面。以有钩钳夹持剑突，用电刀将剑突两侧和后方的连接组织游离后，继续用电刀切断剑突基部。在确认肝圆韧带位置走向的同时，朝向头侧切开镰状韧带，并将肝圆韧带同腹壁连接处结扎离断。保持肝侧的肝圆韧带与结扎线相连并处于可牵引状态（图 2-1）。

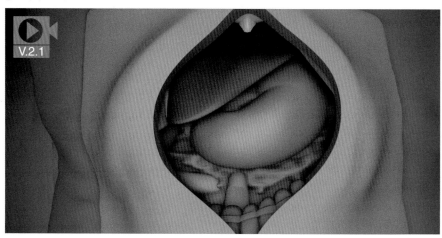

图 2-1　上腹部正中切口示意图

1.2 J 形切口

为进行开腹和开胸手术，需做一个自剑突下端约 4cm 至脐上部并沿右侧第 9 肋间隙斜切至腋后线的 J 形切口（图 2-2）。肋间肌要完全切到腋后线。在对剑突进行全切除并确认肝圆韧带位置走向的同时朝向头侧切开镰状韧带，并将肝圆韧带同腹壁连接处结扎离断。保持肝侧的肝圆韧带与结扎线相连并处于可牵引状态。

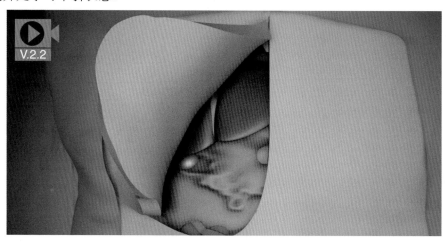

图 2-2　J 型切口示意图

2. 手术过程

肝切除手术过程如图 2-3 所示。

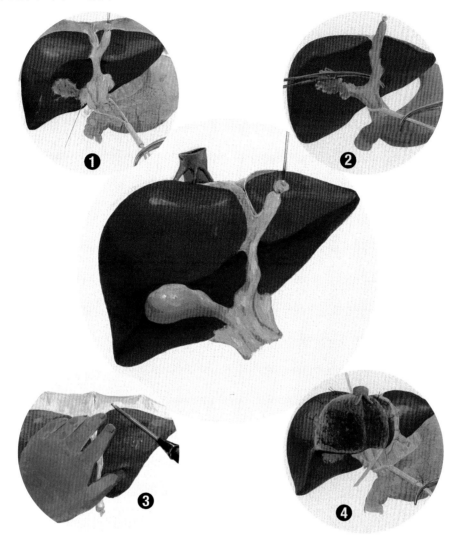

图 2-3　肝切除手术过程

①、② 肝门部处理；③ 肝左叶游离；④ 肝切除

3. 打结

打结方式具体见图 2-4。

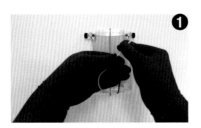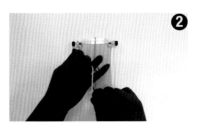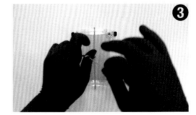

图 2-4　打结

①双手结；②单手结；③外科结

4. 肝左外叶切除术（图2-5、图2-6）

4.1 肝脏游离

4.1.1 镰状韧带的结扎牵引。

4.1.2 镰状韧带的切开并沿肝实质至肝静脉根底部的剥离。

4.1.3 与肝实质相连的冠状韧带的离断。

4.1.4 三角韧带的离断。

4.1.5 小网膜剥离，需注意来自胃左动脉的副肝动脉。

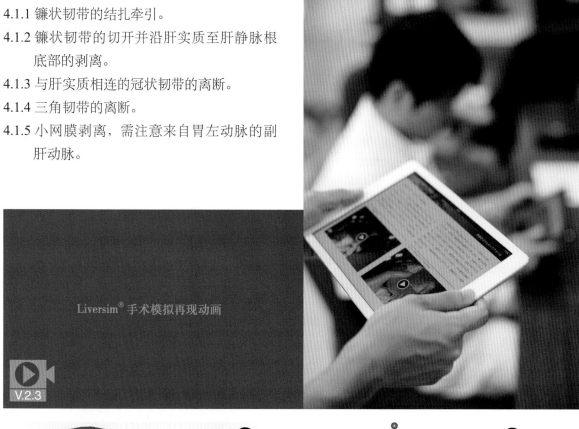

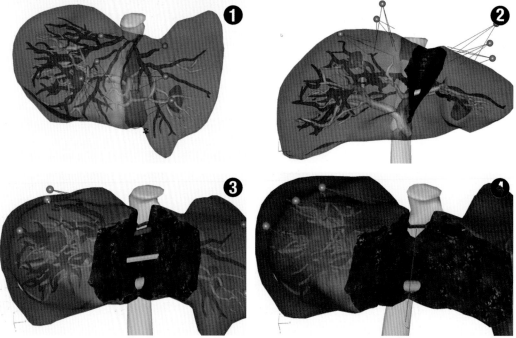

图2-5　肝左外叶切除术示意图（Liversim® 手术模拟再现动画）

4.2 肝切除

4.2.1 术者立于患者左侧，实施镰状韧带的结扎牵引。

4.2.2 用左手示指沿静脉导管从腹侧提起左外叶。

4.2.3 从下方行肝脏切除。

4.2.4 若有约 1mm 静脉出现，烧灼或结扎后离断。

4.2.5 暴露 P3，结扎后离断。

4.2.6 暴露 P2，结扎后离断。

4.2.7 若有约 1mm 血管出现，烧灼或结扎后离断。

4.2.8 达至肝左静脉的基底部后，用血管钳将其根部
　　　夹闭，留有缝合余地，离断肝左静脉。

4.2.9 肝左外叶切除。

4.2.10 连续缝合封闭肝左静脉残端。

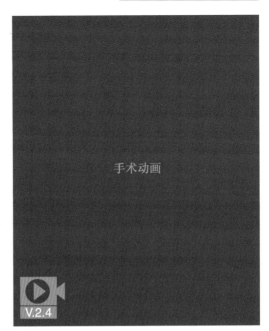

手术动画

V.2.4

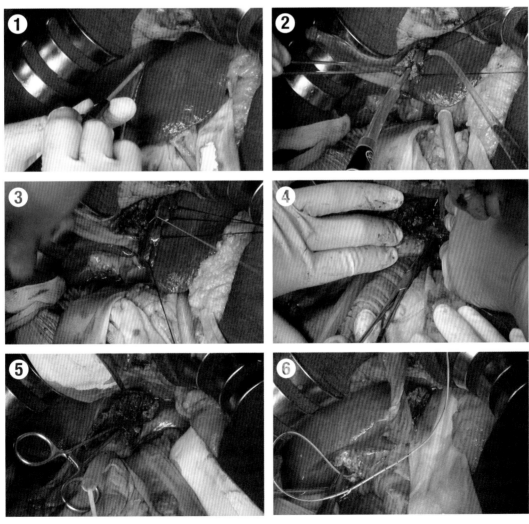

图 2-6　肝左外叶切除术示意图（手术视频）

5. 肝右叶切除术（图 2-7、图 2-8）

5.1 肝脏游离

5.1.1 在下腔静脉肝上端剥离肝静脉汇入区。

5.1.2 依右冠状韧带、三角韧带、肝肾韧带的顺序离断，并向肝门方向暴露肝下段下腔静脉。

5.1.3 将肝右叶向左侧抬起，暴露下腔静脉右壁，将沿下腔静脉右壁的表面向头侧剥离腹膜。

5.1.4 分离附着于肝脏上的右肾上腺，进一步抬起肝右叶。

5.1.5 将下腔静脉表面的肝短静脉从尾端向头侧依次结扎离断。

5.1.6 离断肝下腔静脉韧带，确认肝右静脉并牵引固定。

5.1.7 离断肝短静脉，完全游离肝后下腔静脉前壁。

5.2 肝门处理

5.2.1 行胆囊切除术，将胆总管于胆囊管水平进行悬吊牵引。

5.2.2 平行于胆总管将肝十二指肠韧带的浆膜切开。

5.2.3 在右肝管后侧找到肝右动脉并双重结扎，或者将肝右动脉前支、后支分别结扎后，对右肝动脉进行离断。

5.2.4 使门静脉壁暴露于肝总管右侧，暴露门静脉左右分支之后，将门静脉右支贯穿结扎再行双重结扎后离断。

5.2.5 将右肝管于门静脉右支头侧剥离，同时在距左右分叉约 1cm 右侧处结扎并离断。如果胆管走向不明晰，此操作应在肝切除的最后阶段进行，此时肝左右叶分界线可以明显出现。

5.3 肝切除

5.3.1 从胆囊窝开始，沿肝左右叶分界线向头侧逐步离断肝实质，注意在肝中静脉主干后侧操作，以保留肝中静脉。

5.3.2 暴露汇入肝中静脉的 V5，行结扎离断。

5.3.3 暴露汇入肝中静脉的 V8，行结扎离断。

5.3.4 沿肝中静脉背侧向下腔静脉行进，于肝门部将肝右管连同格利森（Glisson）鞘一并结扎离断。

5.3.5 血管钳夹闭肝右静脉根部后离断，用双重连续缝合结扎闭锁肝右静脉残端。

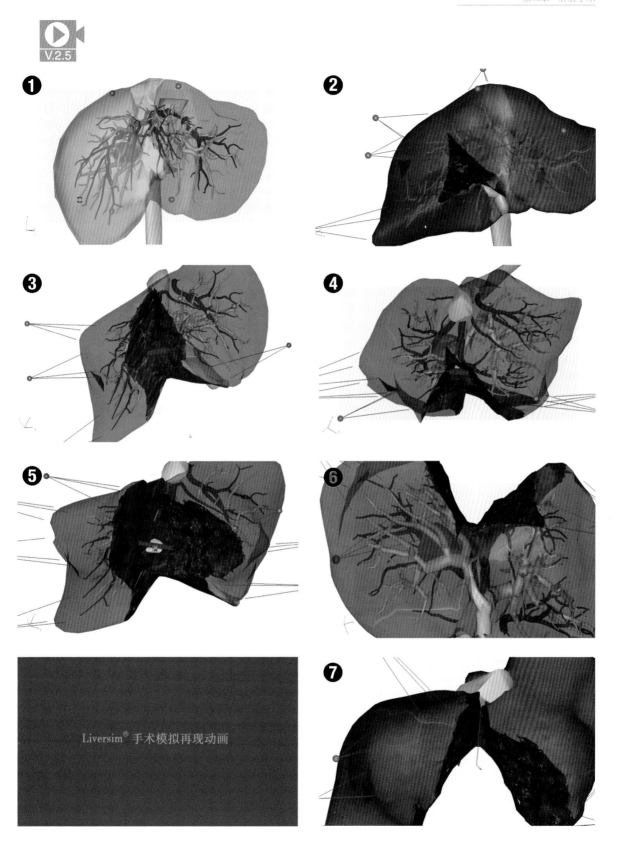

图 2-7　肝右叶切除术示意图（Liversim® 手术模拟再现动画）

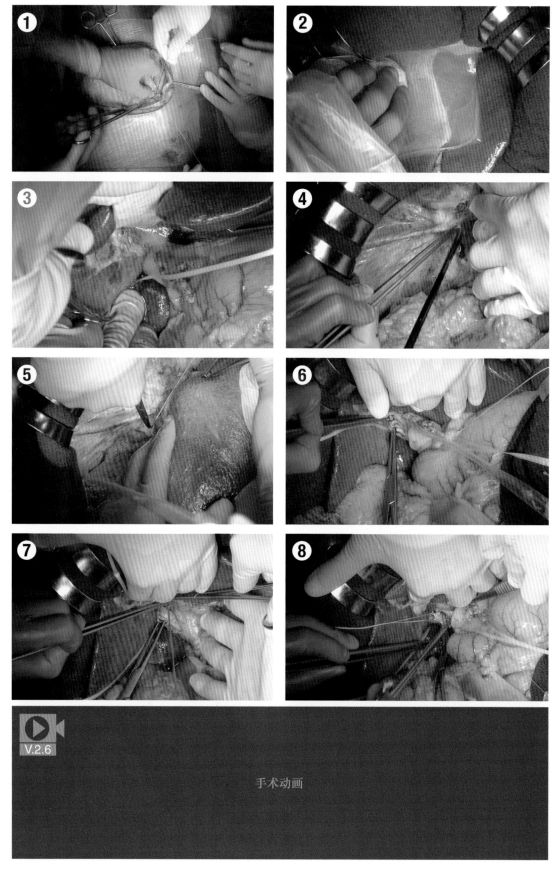

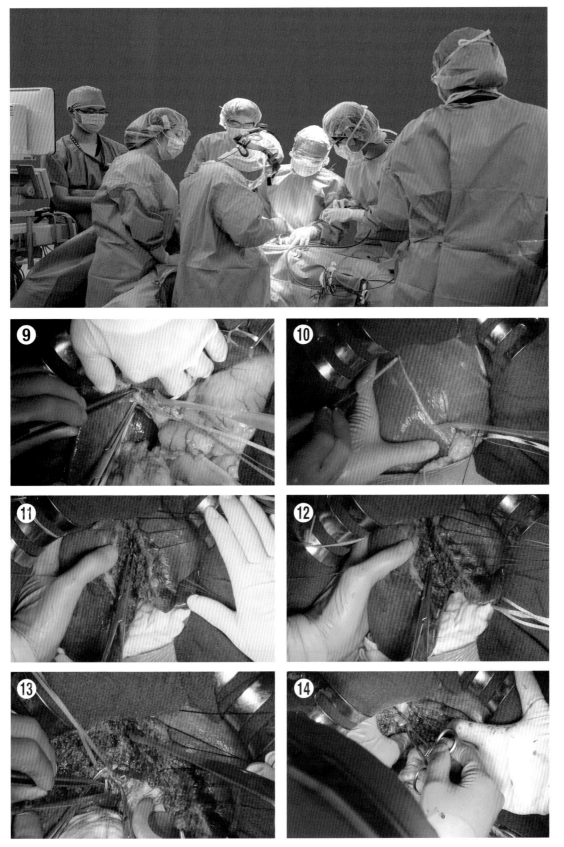

图 2-8　肝右叶切除术示意图（手术视频）

6. 肝左叶切除术（图2-9、图2-10）

6.1 肝脏游离

6.1.1 游离肝静脉汇入下腔静脉区域。

6.1.2 将左外叶向尾侧牵引，展开左冠状韧带和左三角韧带并依次离断。

6.1.3 将附着于肝左静脉左侧的静脉导管离断。

6.1.4 切开小网膜使尾状叶充分暴露，在尾状叶左缘切开其与下腔静脉间的浆膜，按照可以使尾状叶被翻转到腹侧的程度将下腔静脉游离。从下腔静脉的尾端开始，依次结扎离断肝短静脉。在头侧结扎到肝左静脉根部，在右侧结扎到下腔静脉右缘，直至下腔静脉充分游离。

6.2 肝门处理

6.2.1 行胆囊切除术，将胆囊动脉和胆囊管于近胆囊处离断，将胆总管在胆囊管水平进行悬吊牵引。

6.2.2 向右侧牵引胆总管，平行于胆总管将肝十二指肠韧带浆膜左缘剥离并切开。

6.2.3 暴露肝左动脉并从头尾两侧剥离，接着暴露门静脉前壁。将门静脉向肝门方向剥离，露出左右分支，将流入尾状叶的分支结扎并离断。

6.2.4 剥离门静脉左支周围组织后，以血管钳将其贯通钳夹后行双重结扎并切除，此时肝脏左右叶分界线可清晰出现。

6.2.5 分离门静脉左支头侧的肝左管，在左右肝管分叉部左侧约1cm处结扎并切除。如果胆管走向不清晰，在肝实质离断之后再将胆道离断。离断左肝格利森鞘与肝实质之间的连接。

6.3 肝切除

6.3.1 自胆囊窝开始将肝脏沿分界线切开。

6.3.2 切开肝中静脉腹侧的肝实质，暴露肝中静脉左侧并向头侧推进。当肝中静脉切除涉及左叶扩大切除时，应在露出肝中静脉右侧的同时向头侧行进。

6.3.3 若V4a和V4b于左侧汇入肝中静脉，分别对其进行结扎并离断。

6.3.4 扩大肝左叶切除术时，如V5和V8在肝中静脉右侧出现，分别对其进行结扎并离断。

6.3.5 沿肝中静脉走行向上逐步离断肝实质，至肝左静脉和肝中静脉交汇处。

6.3.6 肝实质完全切开后，在肝门部将左肝管与格利森鞘一同结扎离断。

6.3.7 血管钳钳夹肝左静脉根部并离断，连续缝合封闭残端。合并肝中静脉切除时，用血管钳钳夹肝左静脉与肝中静脉汇合区并离断。

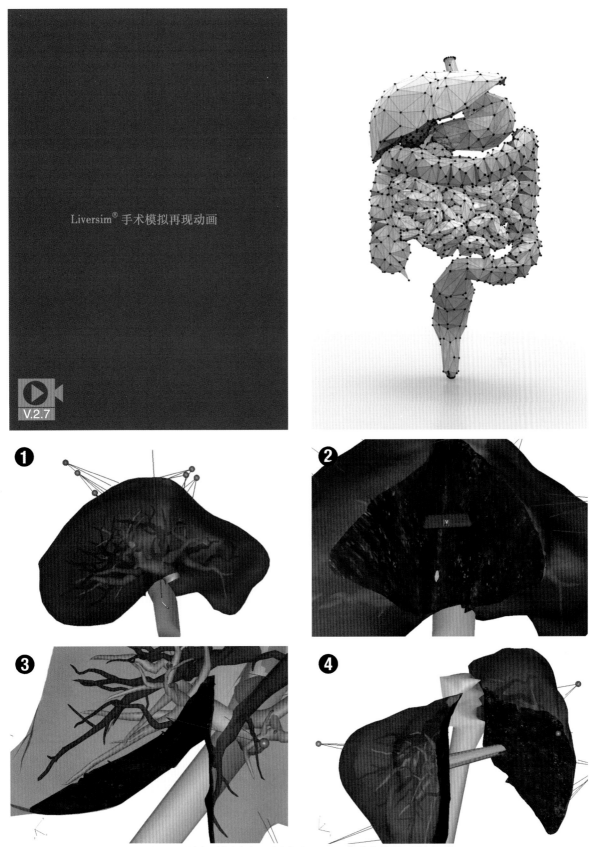

图 2-9　肝左叶切除术示意图（Liversim® 手术模拟再现动画）

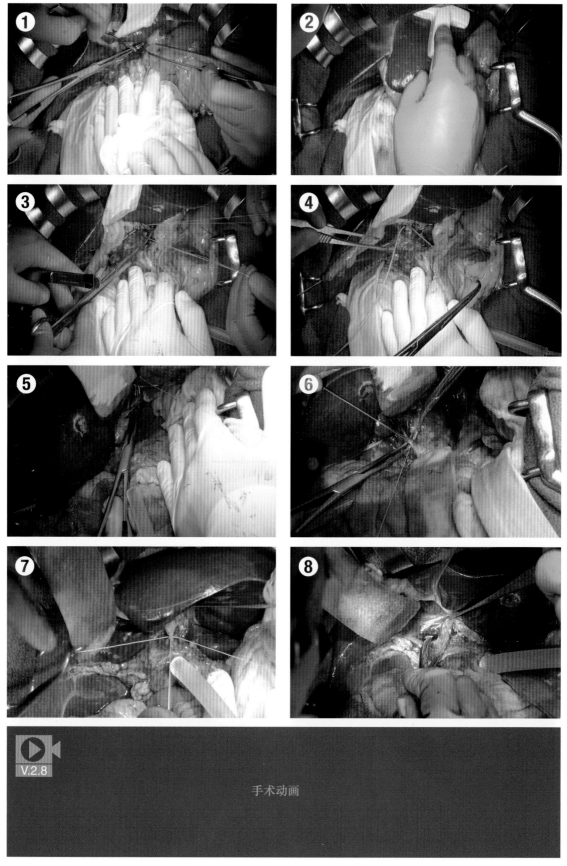

V.2.8

手术动画

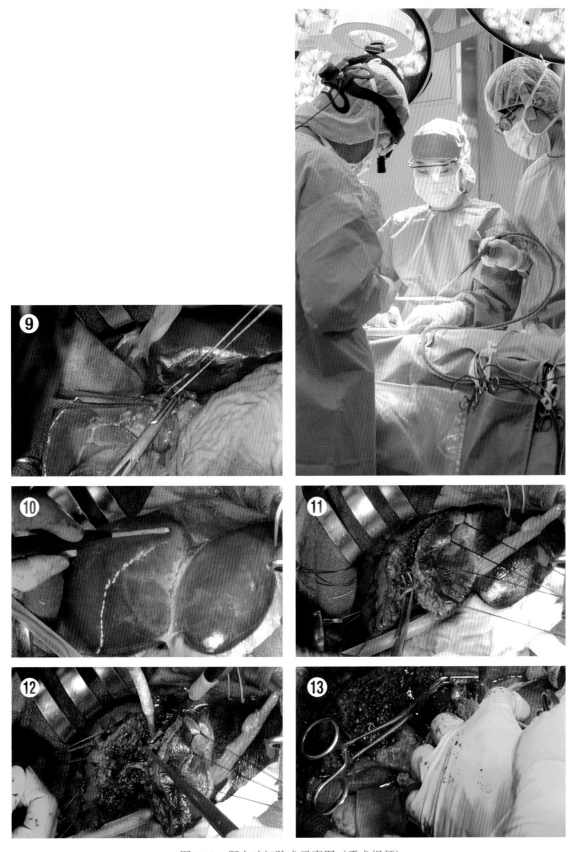

图 2-10 肝左叶切除术示意图（手术视频）

7. 肝右后叶切除术（图2-11、图2-12）

7.1 肝脏游离

7.1.1 游离肝静脉汇入下腔静脉区域（即第二肝门）。

7.1.2 将右冠状动脉、右三角韧带、肝肾韧带依次离断，使下腔静脉尾侧向肝门方向充分暴露。

7.1.3 将肝右叶向左侧抬高，暴露下腔静脉右壁。将附着于下腔静脉右壁的腹膜自上而下剥离。

7.1.4 分离附着于肝脏的右肾上腺，进一步抬起肝右叶。

7.1.5 将肝后下腔静脉表面的肝短静脉从尾侧向头侧依次结扎离断。

7.1.6 若有肝右后下静脉亦离断。

7.1.7 离断肝下腔静脉韧带，确认肝右静脉并悬吊牵引。

7.2 肝门处理

7.2.1 行胆囊切除术，将胆总管于胆囊管水平进行悬吊牵引。

7.2.2 平行于胆总管将肝十二指肠韧带浆膜切开。

7.2.3 固定右格利森鞘。

7.2.4 以鲁维埃（Rouviere）沟为标志，找到进入肝右后叶的格利森鞘。

7.2.5 夹住进入肝右后叶的格利森鞘确定阻血区域，用电刀标记其在肝脏表面出现的分界线。

7.2.6 双重结扎右格利森鞘并离断。

7.3 肝切除

7.3.1 沿标记的分界线行肝切除。将左手中指和无名指置于肝背侧下腔静脉沟，朝左手的方向进刀。

7.3.2 逐步离断肝实质，暴露右肝静脉主干右侧。

7.3.3 暴露汇入肝右静脉的V6，结扎离断。

7.3.4 暴露汇入肝右静脉的V7，结扎离断。

7.3.5 沿肝右静脉走行向上逐步离断肝实质，直至肝右静脉汇入下腔静脉处。

7.3.6 血管钳钳夹肝右静脉根部并离断，连续缝合封闭残端，肝切除完成。

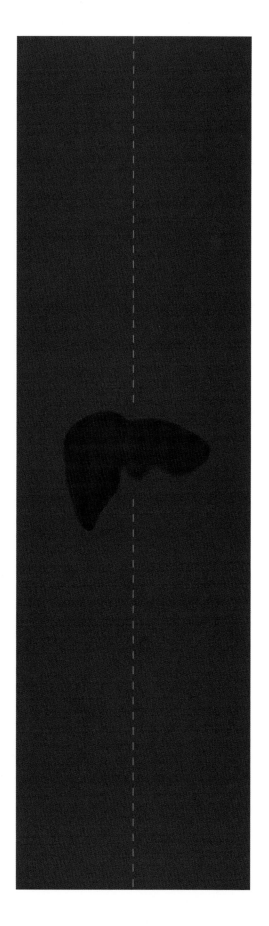

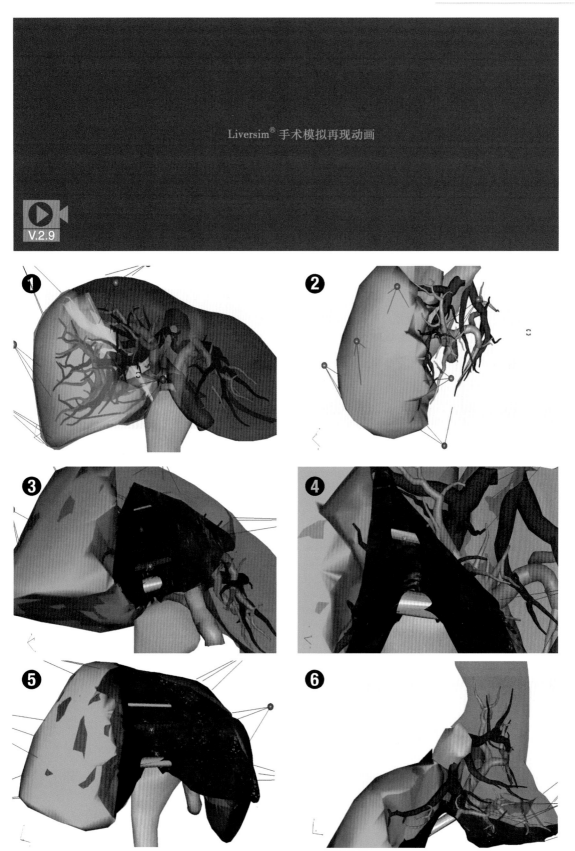

图 2-11 肝右后叶切除术示意图（Liversim® 手术模拟再现动画）

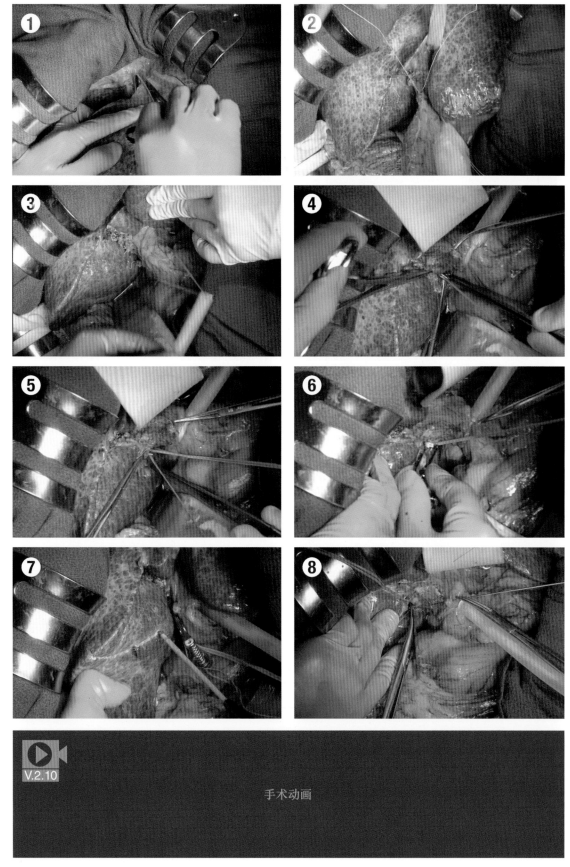

V.2.10

手术动画

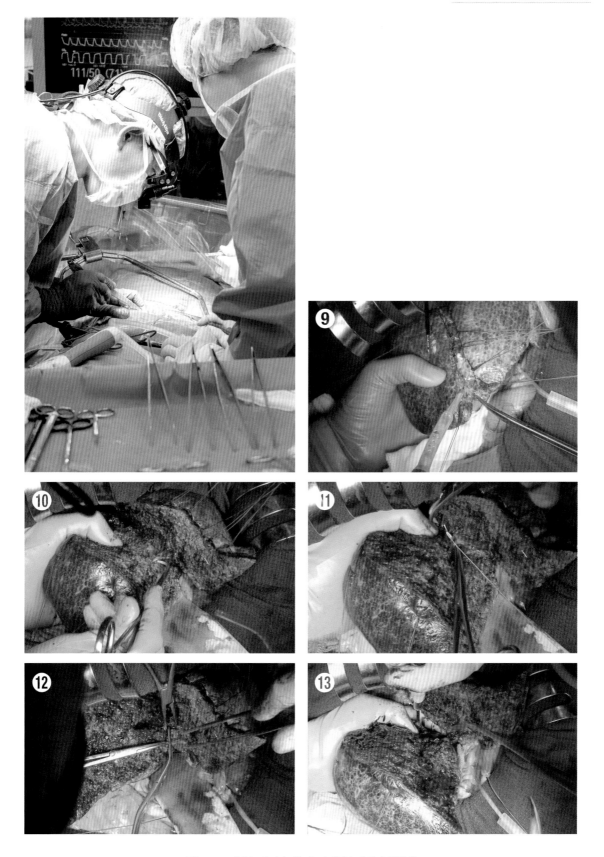

图 2-12 肝右后叶切除术示意图（手术视频）

8. 腹腔镜下肝左外叶切除术 (图2-13、图2-14)

8.1 切除前程序

8.1.1 患者呈仰卧位，将摄像镜头穿刺套管置于脐部。两个12mm穿刺套管置于右季肋部，两个5mm穿刺套管置于左季肋部，最后为止血带留置一个穿刺套管。

8.1.2 离断肝圆韧带，于肝左静脉的根部切开镰状韧带，并切开左冠状韧带前叶。

8.1.3 将肝左外叶向前翻转，切开小网膜附着部分，直至左冠状韧带后叶（留意不要损伤膈静脉）。将小网膜附着部切开扩大。

8.1.4 再从头侧观察，确认完全切开左冠状韧带后，再切开左三角韧带。

8.1.5 确认肝左静脉根部。

8.1.6 为防止切除过程中意外出血，于肝十二指肠韧带置止血带并悬吊固定。

8.1.7 牵引肝圆韧带，切开近肝门处小网膜附着部分。

8.1.8 术中行超声检查，确认肿瘤位置和血管走向。

8.2 肝切除

8.2.1 牵引肝圆韧带，沿镰状韧带在肝脏表面的附着线行肝切除。

8.2.2 暴露G3（即支配S3的格利森鞘）并夹闭，用超声切割止血刀进行离断。

8.2.3 使用超声吸引刀（CUSA）进行肝切割。超声切割止血刀则用于细小血管的离断。

8.2.4 酌情离断G3背侧的脐静脉韧带。

8.2.5 暴露G2，夹闭并离断。

8.2.6 最后将肝左静脉夹闭并离断。

8.2.7 将肝左外叶标本置于回收袋中从体内取出。放置引流管，结束手术。

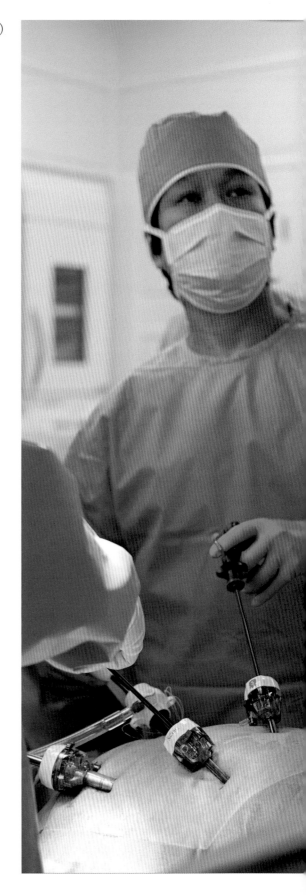

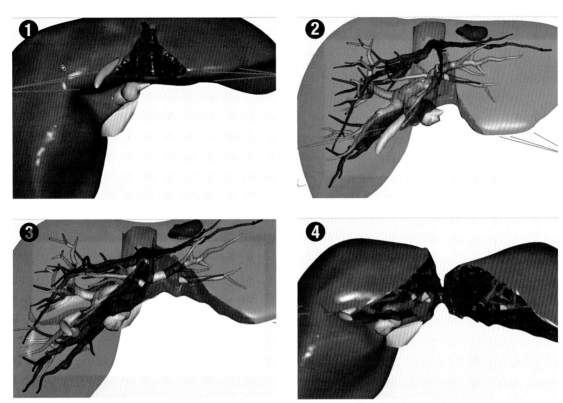

图 2-13　腹腔镜下肝左外叶切除术示意图（Liversim® 手术模拟再现动画）

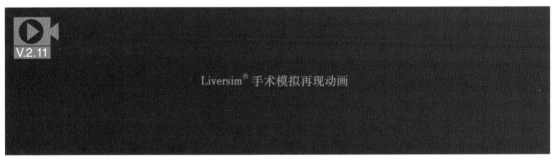

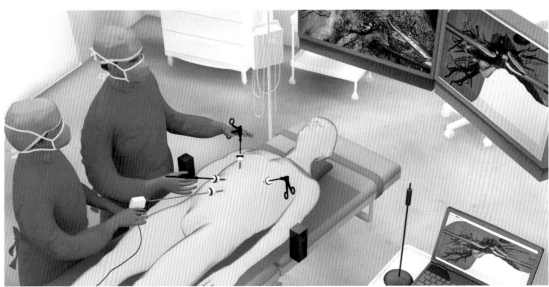

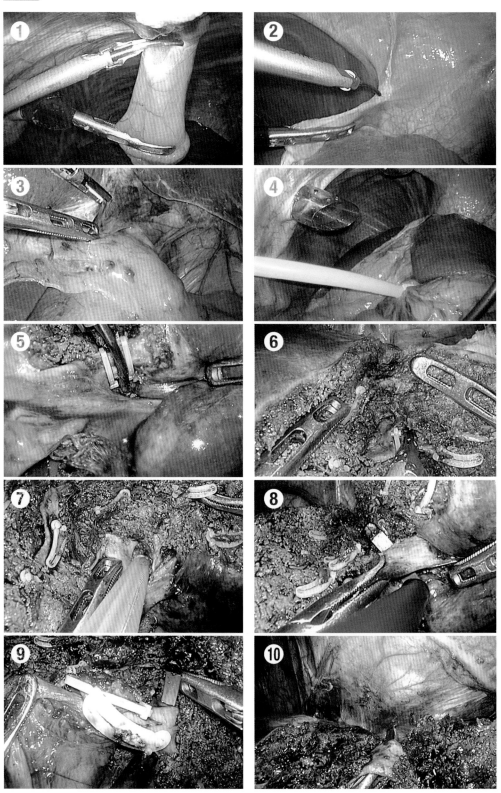

图 2-14　腹腔镜下肝左外叶切除术示意图（手术视频）

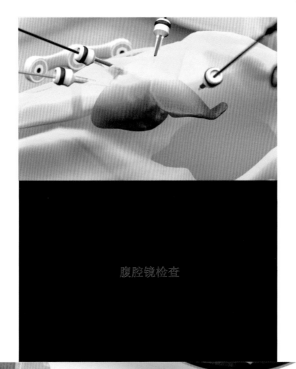

腹腔镜检查

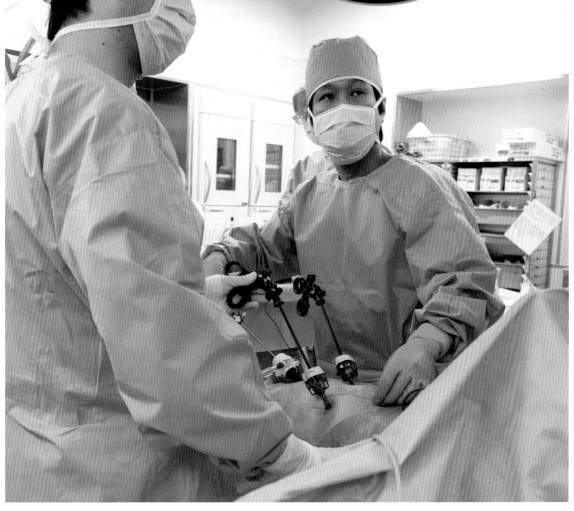

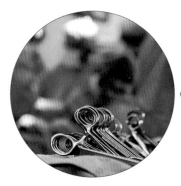

第三章　手术要领与误区

1. 专用设备

1.1 肝切除设备

1.1.1 超声外科吸引器（CUSA）

CUSA（cavitron ultrasonic surgical aspirator）最初来源于 Cavitron 公司生产的超声外科吸引器的缩写，但目前它已成为所有超声外科吸引器的统称。现在可以从多个制造商获得基于相同原理的设备。CUSA 最初是用于治疗白内障的乳化吸引装置，后来被广泛应用于其他外科领域（图 3-1）。

1984年CUSA首次被用于肝切除术。20世纪90年代有报告显示CUSA可减少出血量和缩短手术时长等。CUSA可借助超声波的组织选择性，仅使脆弱组织因超声波振动而致其受击敲，产生破碎、乳化及吸引的效果。超声波发生器产生的电能通过置于手术手柄尖端内的变换器转换为超声波振动，使手柄尖端的芯片产生纵向振动，芯片可产生23～38kHz的振荡频率及0～300μm振幅的振动。手柄尖端的芯片可选择性地破碎并乳化与其接触的高含水组织。生理盐水从手柄尖端的芯片与塑料外罩之间流出，冲洗手术区域，破碎组织则呈悬浮状态并被芯片尖端吸引回收，血液同时被清洗和吸引，可使手术操作区域更加容易观察。此技术的特点是：尽管CUSA可使肝实质性组织因振动而破碎，但该装置对于血管、神经和胆管等纤维性组织而言则是温和的。

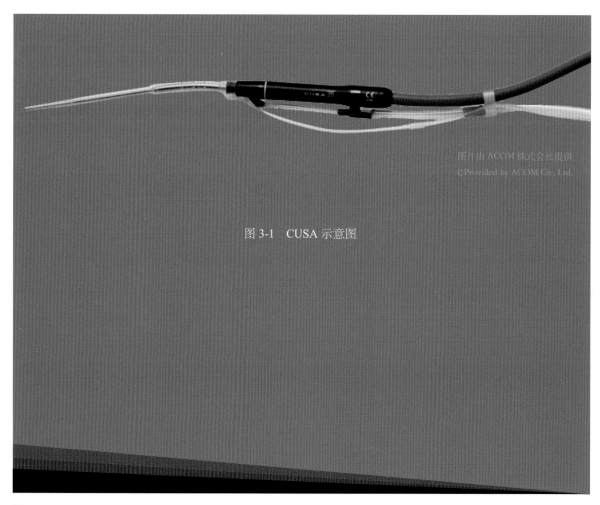

图片由 ACOM 株式会社提供
©Provided by ACOM Co., Ltd.

图 3-1　CUSA 示意图

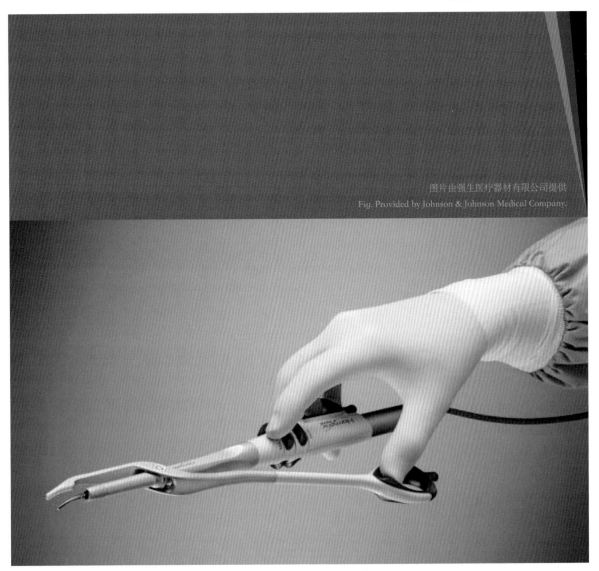

图 3-2 Harmonic 超声刀示意图

1.1.2 Harmonic 超声刀

Harmonic 超声刀是强生公司制品，其超声振动破碎组织的原理与 CUSA 相同，区别在于 Harmonic 超声刀可以同时实现伤口切开与凝血，但没有吸入功能（图 3-2）。

Harmonic 超声刀尖端的能动性刀片以 55.5kHz 的频率和 50 ～ 100μm 的纵向振幅起振，这使得它可以在低温（约 100℃）状态下进行凝固止血，并实施精确切开。振动性刀片将蛋白质转变为可溶结毛细血管的黏着性凝块，使大血管的缝合和溶结也成为可能。切割原理是振动性刀片反复推展局部组织令其超过弹性限界而产生器械性切割，切开的程度可以通过外科医生的手在刀片上施加的压力加以控制。因为没有吸入功能，破碎的肝组织需要通过其他途径吸走以保持良好的手术视野。

近来，开放性手术使用的传统钳类工具被开发设计为具近似形状的手柄型谐波聚焦装置（Harmonic focus）。单把手术钳即可行凝固、离断、抓持和剥离等诸功能，减少了手术时需频繁更换不同钳类工具的烦琐操作，提高了手术效率。

1.2 止血装置

1.2.1 软凝固

软凝固是在接触凝固的全过程中抑制火花产生和防止组织碳化的凝固技术。为防止火花产生，限制峰值电压为 200 伏，可减少由于碳化组织崩解脱落导致的再出血，使电极与组织黏附处的痂痕脱落，并改善由火花蒸腾刺激而导致的意外出血。该技术可用于单极或双极手柄。传统电刀的凝固模式可能会因放电导致的蒸腾使组织碳化产生焦痂，进而引起血管闭塞以及碳化组织剥脱后的再出血。单极软凝固模式的高频手术装置可通过降低电压和抑制放电，避免组织碳化，依蛋白变性而行可靠的热凝固处理（图 3-3）。肝静脉的出血也可通过对出血点周围肝实质组织的凝固处理而达到完全止血的目的。装置可根据其尖端形状的不同来分型，其中球形电极装置可有效进行切面止血，电压的调节则可控制凝固深度。

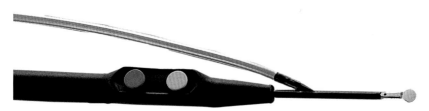

图片由 ACOM 株式会社提供

©Provided by ACOM Co., Ltd.

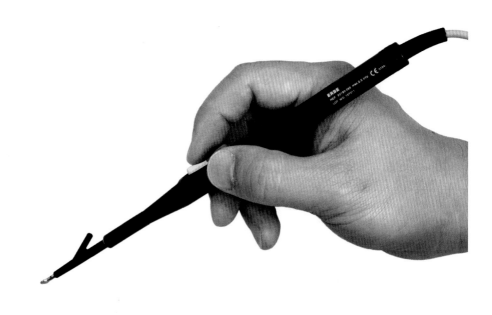

图 3-3　软凝固止血装置图

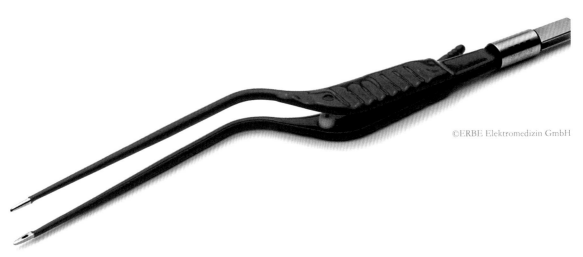

©ERBE Elektromedizin GmbH

图 3-4　滴灌式双极高频电刀装置图

1.2.2 滴灌式双极高频电刀

利用 CUSA 对肝实质组织进行破碎和吸引，可对露出的细小格利森鞘和静脉止血，手术切除高效，因而得到广泛应用。其中滴灌双极（irrigation bipolar）技术使水滴滴流成为可能，可在生理盐水滴入的情况下，防止止血时组织烧焦、结痂及脱落时的损伤再出血（图 3-4）。

2. 手术操作（器具及操作技巧）

2.1 上腹正中切口

自剑突至脐上部做正中切口（图 3-5）。在肝切除术中，在脐侧做较长的切口并不能改善手术视野，若肠管从创口脱出反而会妨碍视野。应注意充分扩大切口头侧，切除剑突。当用电刀切除皮下脂肪层时，绷紧创口，尽量从脂肪组织间纤维组织切开，减少对脂肪组织本身的破坏，以防术后皮下脂肪溶解及创面感染。

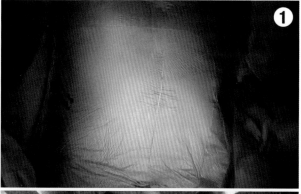

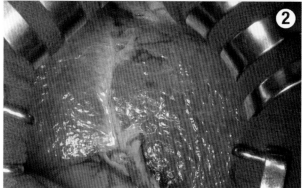

图 3-5 上腹正中切口示意图

2.2 J 形切口（第 9 肋间）

以直长钳紧夹腹直肌，然后用电刀（亦可使用 Harmonic 超声刀）缓慢并充分烧灼切开（图 3-6）。当沿后腹直肌鞘表面行走的动脉（腹壁下动脉的末梢分支）较粗时，应结扎后离断，否则可能引起出血。沿肌纤维方向将腹外斜肌切开，腹内斜肌和腹横肌应充分烧灼后切开。沿第 10 肋上缘将肋间肌切开。如果肋间动脉分支出血，要彻底止血，否则可引起创部感染。

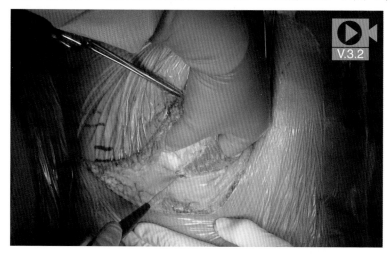

图 3-6 J 型切口（第 9 肋间）示意图

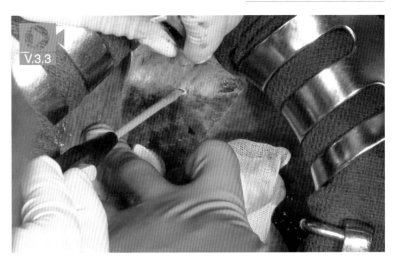

图 3-7　肝镰状韧带切开示意图

2.3 肝镰状韧带切开及肝上部下腔静脉前表面的暴露

助手牵引肝脏，术者切开腹膜，再将结缔组织浅部钝性扩大，切开其与肝脏相连部位。剥离结缔组织，确认深处没有下腔静脉壁后用电刀切除（图 3-7）。肝左静脉浅支位于下腔静脉左缘，须特别注意不要对其造成损伤。

2.4 肝十二指肠韧带固定和普林格（Pringle）血流阻断法

小号心耳钳（田口钳）的使用。当小网膜孔粘连时，从肝十二指肠韧带右侧确认肝下的下腔静脉并从前侧剥离，此剥离不需宽泛，容手术钳通过并进入小网膜囊即可，剥离从一点逐步向网膜囊腔方向行进（图 3-8）。普林格血流阻断法使用的套管为长 10cm 的吸引管。由于肝十二指肠韧带内脂肪组织较少，动脉清晰可见，为防止因阻血带牵引产生的肝动脉内膜脱落，需用纱布缠绕肝十二指肠韧带，再导入特氟隆（Teflon）阻血胶带并小心进行牵引，防止损伤血管。

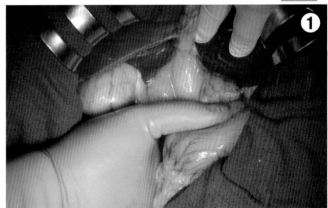

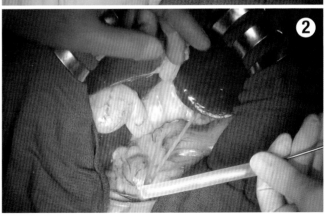

图 3-8　肝十二指肠韧带固定示意图

2.5 肝脏的把持和处理方法（右肝游离时）

用纱布把持肝脏防止滑动。如果向腹侧牵引右肝，会导致剥离面过度紧绷。特别是在下腔静脉附近剥离时，若不慎拧转右肝会导致肝短静脉撕裂而大出血，必须特别注意。正确把持右肝，不向腹侧牵引，应推压右肝致其形变并压迫左侧，或以下腔静脉为轴心，向左侧旋转整个肝脏。因此，先将左肝推入左上腹腔，然后将肝右叶向左下方向推开，可以显著改善视野（图 3-9）。此操作会压迫下腔静脉，可能导致血压下降。此外，肝脏硬化时即使用手压迫肝脏也不会改变形状，所以往往很难获得良好的手术视野。在这种情况下，需要做追加横向切口。第 9 肋间切开上提，打开胸廓可获良好视野。

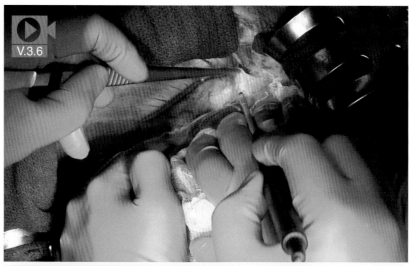

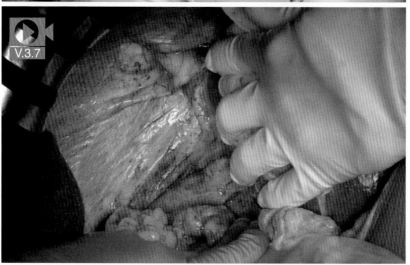

图 3-9　肝脏的把持示意图

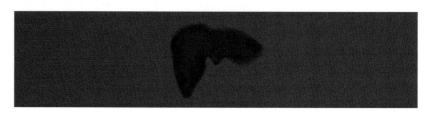

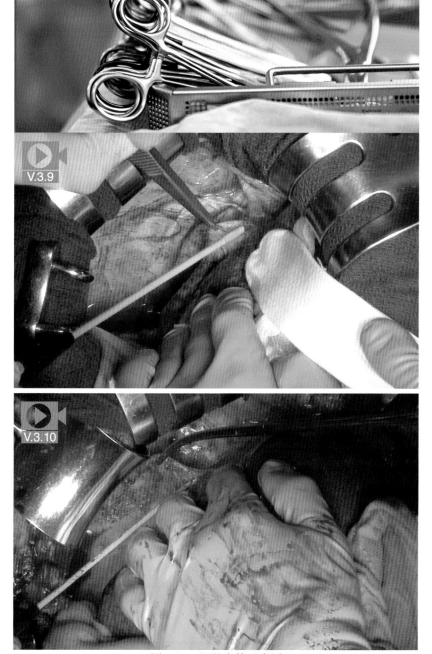

图 3-10　膈肌血管示意图

2.6 右肝游离

2.6.1 膈肌血管

膈下动脉和静脉分为两部分，剥离右冠状韧带和裸区时必须小心。特别是裸区剥离时，膈下动脉和静脉经常附着在肝脏上，因此须仔细确定血管位置，温和地从肝脏剥离。尽管附着紧密，但往往剥离容易。巨大肿瘤或肝动脉栓塞术后患者，其膈下动脉的分支通常不延伸至肝。在进行右肝游离时，应沿肝表面谨慎剥离，否则剥离操作可能误入下腔静脉背侧（图 3-10）。当肝实质包裹下腔静脉时需特别小心。术前须通过影像学观察确认肝实质包裹下腔静脉的程度和状态。

2.6.2 右侧肾上腺的剥离

首先以识别右侧肾上腺作为第一步。肾上腺是比脂肪组织硬并呈淡黄色的组织，经常附着在肝脏上，不可强行剥离。然而较浅剥离时亦很难判定肾上腺是否还附着于肝上，仔细观察后可将肾上腺组织与周围组织进行明确区分，再用电刀清除周围组织，暴露肾上腺。附着于肝脏的肾上腺的下腔静脉侧，必定有一个可容手术钳穿过的空间。在识别此空间的同时，暴露肝下腔静脉右侧壁并向头侧方向行进，此剥离可起于肾上腺附着部，最终达头侧。将长弯头血管钳沿肝下腔静脉右侧壁插入头侧，再从肾上腺固着部位头侧伸出，在肾上腺固着部位和下腔静脉之间穿线。将靠近肝组织的肾上腺附着部结扎，用电刀离断肾上腺侧实质组织。由于静脉性出血较多，可用 PDS II 4-0 单丝线缝合止血。为防止大量出血，操作时需特别小心分离下腔静脉和肝短静脉流入区。该技术还需保持良好的手术视野，使出血时容易识别出血点。肝短静脉被剥除可能致下腔静脉出血，应迅速辨别并合理缝合止血（图 3-11）。

2.6.3 下腔静脉韧带离断

右肝游离后识别下腔静脉，并将下腔静脉韧带从下腔静脉谨慎剥离。由于韧带附着紧密，可非强力地顺势轻柔分离。因下腔静脉韧带的实质是纤维组织，可如同剥掉薄薄的一层皮般一点点将其剥离（图 3-12）。有血管附着时一般进行结扎或用 Harmonic 超声刀处理。

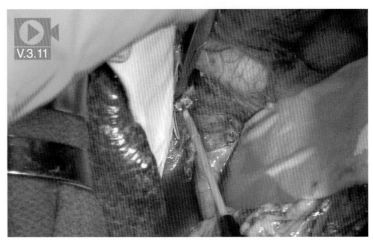

图 3-11　右侧肾上腺的剥离示意图

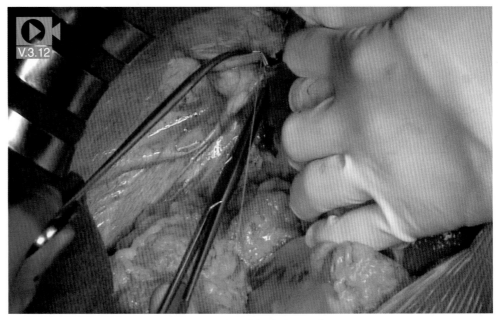

图 3-12　下腔静脉韧带离断示意图

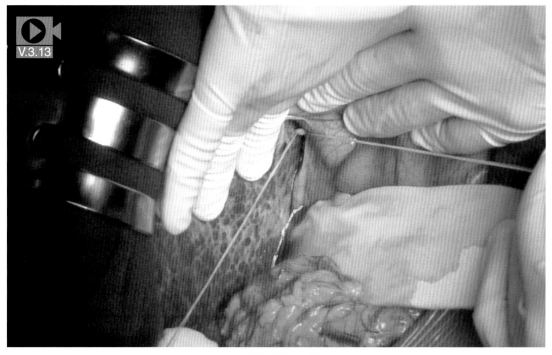

图 3-13　肝短静脉离断示意图

2.6.4 肝短静脉离断

当肝切除线靠近下腔静脉时，可先行离断周围肝短静脉，以防止肝实质切除时因左手伸入肝脏背面用力过度导致的肝短静脉撕裂出血。处理肝短静脉时的关键点是沿下腔静脉壁剥离，如果从下腔静脉剥离后仍不能明确辨认肝短静脉流入区，则视作剥离不彻底。使用 Harmonic 超声刀可以充分处理细小的肝短静脉。对于粗大的肝短静脉须行双重结扎。单结扎可因结扎线滑脱致出血。结扎离断肝短静脉时，注意不要剪断肝侧结扎线（图 3-13）。因为肝侧残端朝向背侧，如有出血发生，很难直视出血点，而下腔静脉侧的出血更易止血处置。必要时出血部位可连同下腔静脉壁一起缝合止血。止血困难时应压迫止血。在对静脉行压迫止血时，应注意非强力压迫，而是像在出血点加上盖子一样轻轻按压。必须避免出血点未充分确认时就行止血操作，否则有导致静脉撕裂的可能。

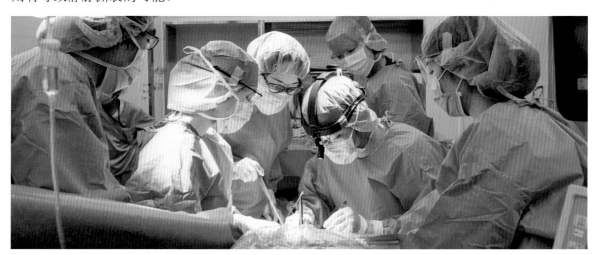

2.7 肝右静脉的固定

充分游离下腔静脉右壁后，离断下腔静脉韧带。剥离镰状韧带直至肝上部下腔静脉，暴露下腔静脉前壁。确认肝左和肝中静脉与下腔静脉的汇合处，将其右侧沿下腔静脉壁前侧向肝内剥离。用弯头剪压迫覆盖于剥离面的肝实质以确保手术视野，直视剥离面并继续向深处剥去。肝右静脉的固定，应以下腔静脉右壁完全游离为前提。抬起右肝，自肝后下腔静脉右侧将下腔静脉的腹侧表面从肝实质剥离。此时不要进行肝右静脉的固定，而要将下腔静脉腹侧向深部行广泛的剥离。如果此时向头侧剥离，则会有撕裂右肝静脉主干的危险。因此，完全不需要剥离肝右静脉根部，而是沿下腔静脉壁在远离肝右静脉根部处进行剥离，最终在肝右静脉根部将其固定（图 3-14）。

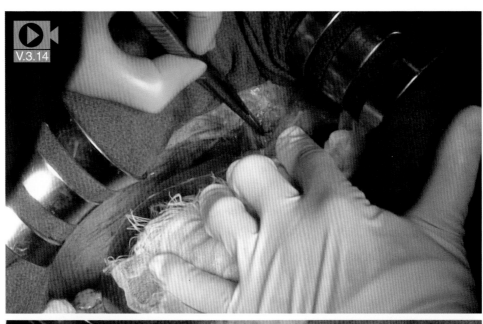

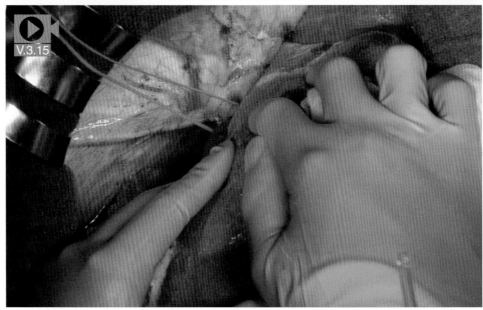

图 3-14　肝右静脉固定示意图

2.8 肝左外叶游离

2.8.1 阿朗希乌斯（Arantius）管的离断

阿朗希乌斯管位于尾状叶和肝左外叶之间，与门静脉左支（左尾状分支的末梢）和下腔静脉相连。阿朗希乌斯管与肝圆韧带同为胎儿期血管闭锁后的条索状物。然而，不同于圆韧带仍保留有血管的可能，它是完全闭锁的纤细索状物。阿朗希乌斯管接近肝门并与肝门板相连。由于门静脉和肝动脉的分支行走于肝门板中，将阿朗希乌斯管与肝门附近的肝实质进行分离时，常会引起出血。另外，由于阿朗希乌斯管在下腔静脉附着部会扩展为扇形，稍远离下腔静脉附着部进肝行阿朗希乌斯管的剥离，更易于固定。

V.3.16

2.8.2 肝中、肝左静脉的固定

肝中静脉和肝左静脉的固定难于肝右静脉。首先，与肝右静脉固定时相同，将肝上部下腔静脉腹侧剥离后，将肝中静脉和肝左静脉汇合处的右侧沿下腔静脉壁向尾侧剥离。接着确认下腔静脉左壁，沿此向下腔静脉的腹侧面进行剥离。由于此剥离层与刚才的肝上部下腔静脉剥离层相同，将肝后下腔静脉与肝脏完全分离后就可实施肝中静脉和肝左静脉的固定。

为暴露肝后下腔静脉左壁，离断阿朗希乌斯管在下腔静脉的附着点后于背侧实施剥离。离断覆盖在尾状叶和下腔静脉上的腹膜，将尾状叶从下腔静脉剥离可改善手术视野。向头侧或肝静脉汇合部剥离下腔静脉腹侧面会带来肝静脉主干撕裂出血的风险。尾状叶可以从下腔静脉被充分剥离，但硬化的肝脏会使此操作变得十分困难。尾状叶的头侧和背侧有肝短静脉存在，剥离需注意。左侧下腔静脉韧带亦须离断，有时尾状叶朝背侧扭转也会造成处理困难（图3-15）。

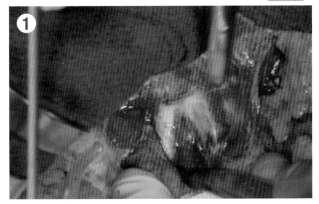
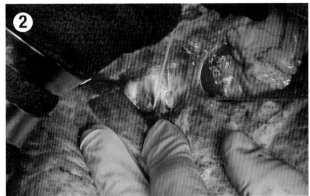
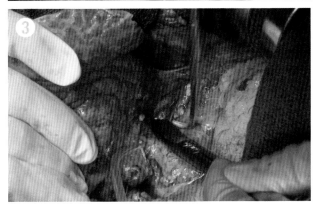

图 3-15　肝中静脉和肝左静脉固定示意图

2.9 肝门处理

2.9.1 右格利森鞘固定

将右格利森鞘从其腹侧肝实质附着部小心剥离。仔细观察再行剥离处理极为重要。助手用弯头剪压迫剥离部的肝实质组织，术者用镊子把持格利森鞘以确保手术视野。通常肝包膜和格利森囊（Glisson's capsule）之间较易分离。若操作困难，应以不损伤格利森囊为前提进行操作。从格利森鞘背侧亦可推进剥离，最后用诸如直角钳或小号心耳钳等拽出悬吊带并牵引固定（图 3-16）。

2.9.2 左格利森鞘固定

具体操作可参见本章 2.9.1 右格利森鞘固定。

2.9.3 肝右动脉和门静脉右支暴露

于胆总管背侧确认门静脉主干右侧壁，向头侧追寻则可达门静脉右支。沿门静脉右支壁剥离并固定。需注意在头侧和背侧出现的细小分支（尾状叶分支）。肝右动脉走行在门静脉右支和肝总管之间，辨别并进行固定。

2.9.4 肝左动脉和门静脉左支暴露

固定肝固有动脉，依此追寻至肝左动脉并固定。从此处剥离背侧，门静脉壁可辨。继续剥离至肝脏脏面，可固定门静脉左支。

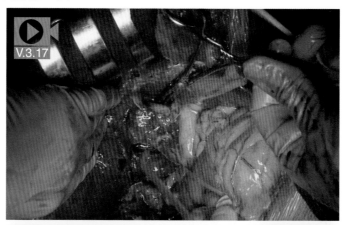

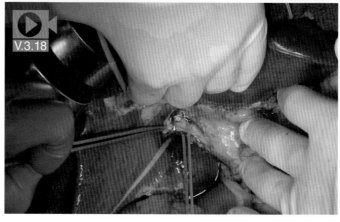

图 3-16　右格利森鞘固定示意图

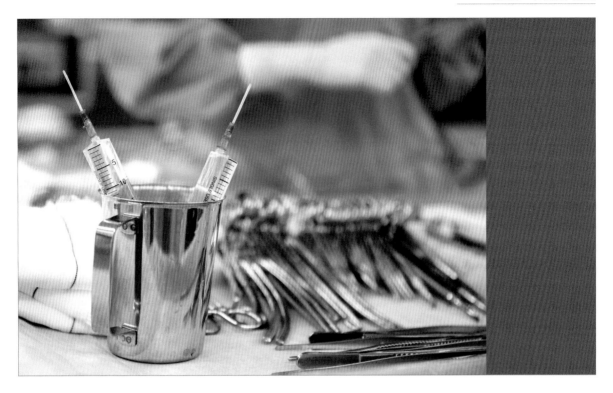

2.10 肝切除线设定

2.10.1 术中超声检查

2.10.2 肝缺血区域（缺血分界线）

以动脉夹夹闭支配预切除区的肝动脉和门静脉，即可见缺血分界线（图3-17），再用电刀标记。当实施区域切除手术时，依次夹闭每个区域的分支血管，确认缺血性区域后，再行肝切除。使用三维模拟技术更有助于确认切除线。

2.10.3 注射着色剂

注射着色剂。

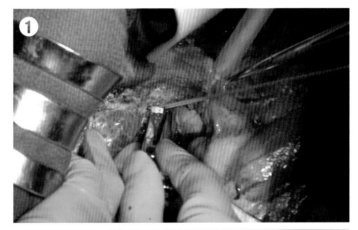

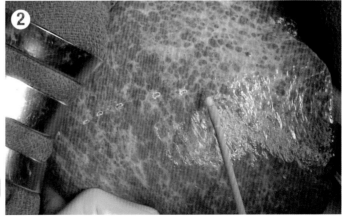

图 3-17 肝缺血区域（缺血分界线）示意图

2.11 肝实质牵引

为了肝切除时进行肝实质的精确牵引切离，需要沿肝切除线两侧缝植肝实质牵引线，保留肝侧的牵引线距切除线 0.5cm，切除肝侧的牵引线距切除线约 1cm，具体操作见图 3-18，沿肝切除线两侧的肝实质牵引线的结扎固定。

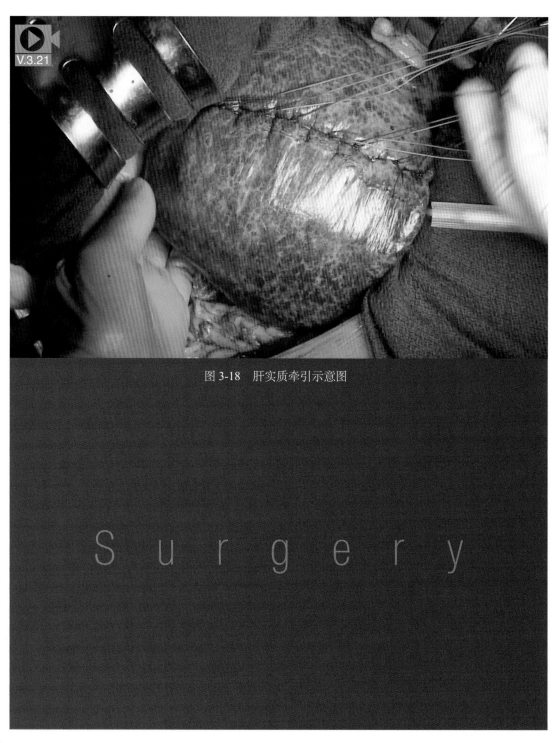

图 3-18　肝实质牵引示意图

2.12 肝切除面伸展

2.12.1 左手的使用法及注意点

左手大拇指拨展切断面并对即将切开部分适度施压、向外拨引。示指伸入肝背侧并按压肝静脉等控制静脉性出血（图 3-19）。

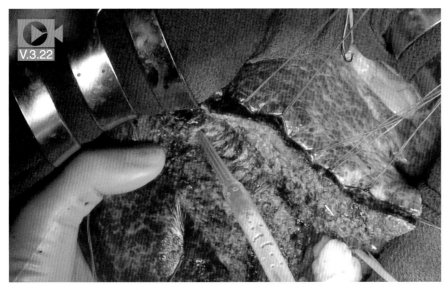

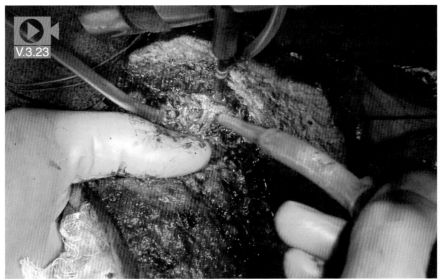

图 3-19 左手使用法示意图

2.12.2 悬吊法

在肝下腔静脉和肝实质间，置手指于肝中和肝右静脉之间的袋状间隙进行钝性扩张诱导，在肝门处用长手术钳等将悬吊带导入并固定。此法可以在不推转肝脏的情况下从正前方将肝脏切除。另外，可用悬吊带将肝脏提升，从而容易控制深处切断面的出血，更易把握肝脏的切除方向。

尾状叶右侧是穿过手术钳的较好路线，对尾状叶静脉造成损伤的可能性较小。当保留右下肝静脉时需足够谨慎以免造成损伤。

2.13 肝实质切除

2.13.1 肝切除的推进

浅进刀，广切开，施加适压，拨展断面，以先离断格利森鞘（而非肝静脉）为原则。若 CUSA 超声刀尖端垂直作用于血管会损伤管壁导致出血。所以，注意平放超声刀尖端部，不直角接触肝断面。同时，保持尖端移动可防止把力集中于一点而致肝损伤（图 3-20）。如在肝断面上发现索状结构，注意不要用 CUSA 超声刀直接接触，而是用刀头破碎周围肝实质，使血管逐渐暴露。细小索状结构可用 Harmonic 超声刀切除。

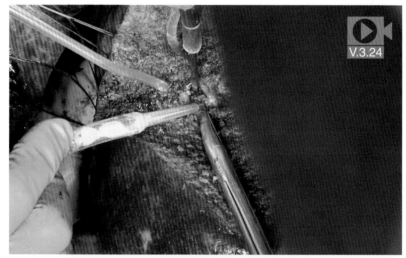

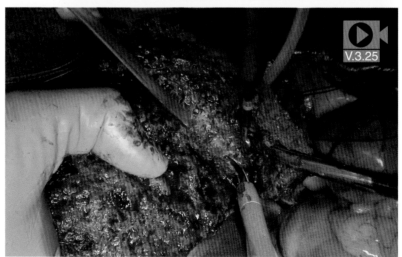

图 3-20　肝切除的推进示意图

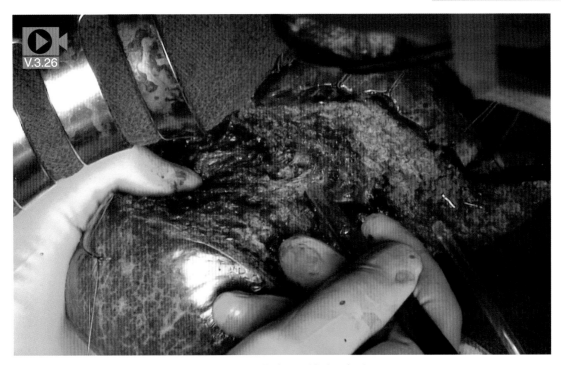

图 3-21　肝静脉主干暴露示意图

2.13.2 肝切除表面的出血

如果肝切面发生出血,需仔细检查出血点而非盲目尝试止血。如果出血点难辨,则可能是静脉出血。在此情况下,不要过度展开和暴露肝切面,因扩张力会导致静脉撕裂,进一步增加出血量。出血一般是由汇入主干的细小属支在交叉汇合部位撕裂所致,切断这种属支能缩小撕裂口,从而减少出血量。在出血点附近用 CUSA 超声刀向深层破碎肝实质组织,可找到出血点。如果判定出血点困难,可以给肝脏施以压力或抬起肝脏等待一段时间以止血。不可在未止血前继续施行肝切除。通常一处出血时,可边压迫止血边继续进行肝切除;但如果有两处出血点,则必须在止血后再行切除。

2.13.3 肝静脉主干暴露

依术中超声信息推定肝静脉主干走向,为使其壁尽可能广泛暴露而行肝实质切除（图 3-21）。以 CUSA 超声刀破碎肝实质,并用软凝固法止血。

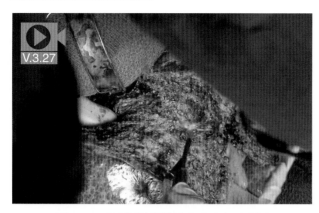

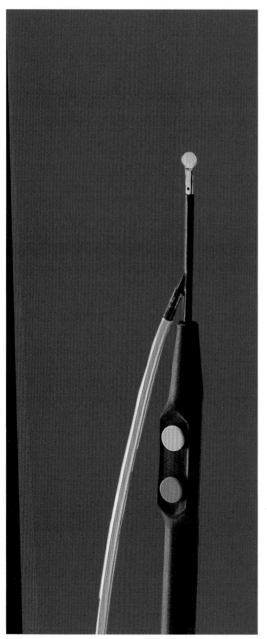

2.13.4 软凝固法肝静脉小孔止血

具体操作如图 3-22 所示，方法参见第 3 章软凝固相关内容。

2.13.5 肝实质面露出索状物的处理

通常对残肝侧的格利森鞘行双重结扎。若格利森鞘较粗，则行缝扎法（图 3-23）。

图 3-22 软凝固法肝静脉小孔止血示意图

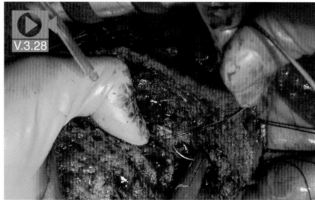

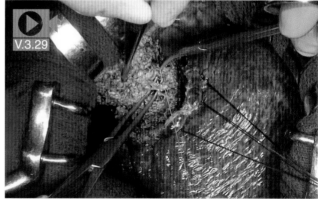

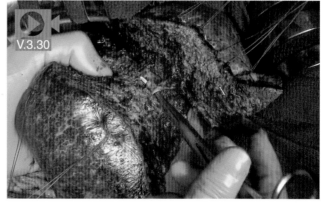

图 3-23 肝实质面露出索状物的处理示意图

2.14 漏气测试

胆囊切除后，将 ATOM 管从胆囊管残端插入，浅插很重要。手指压迫胆总管十二指肠侧，用注射器将空气注入。如果胆管漏气，则可以观察到气泡逸出。

2.15 引流管插入

将渗出液精确地从肝断面引流非常关键。原则上，一个断面设置一根引流管。如果需要，膈肌下以及小网膜孔下也可追加。引流管头端应平行于需要引流的切断面，且置于主要血管附近。引流管尽可能以最短距离直接穿过腹壁（图 3-24）。

2.16 关闭腹腔

伤口采用间断缝合，用合成吸收线将腹膜、肌肉层和筋膜逐层缝合。当缝合腹膜时，将圆韧带、镰状韧带同时缝合以固定肝脏位置。

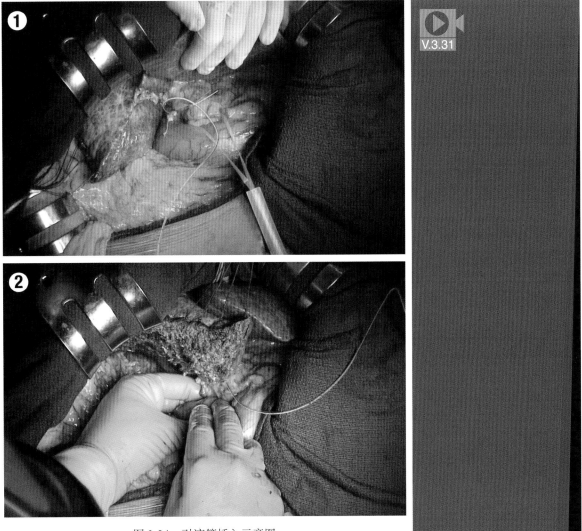

图 3-24 引流管插入示意图